Page 72. ligne 9. *beſtes irraiſonnables*, liſez, *Animaux ſans raiſon*.

Page 113 à la marge, Τοῖσι Μελαλχο-
λιχοῖσι, renuoyez ce paſſage à la page 127.
au lieu de cet autre qui commence ainſi,
Αι περαφροσύναι, &c.

Dans la meſme Page, à la marge, *de-*
lira, liſez, *deliria. qui*, liſez, *quia*, &c.

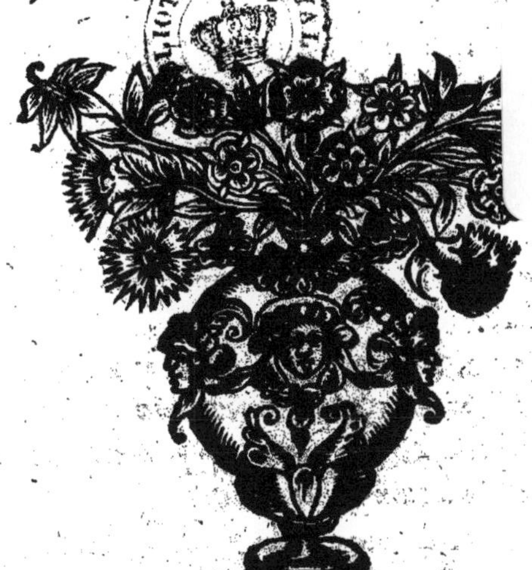

TRAITTÉ

DE LA

MELANCHOLIE,

Sçauoir

SI ELLE EST LA CAVSE

des Effets que l'on remarque
dans les Possedees
de Loudun.

TIRÉ DES REFLEXIONS
DE M. SVR LE DISCOVRS
de M. D.

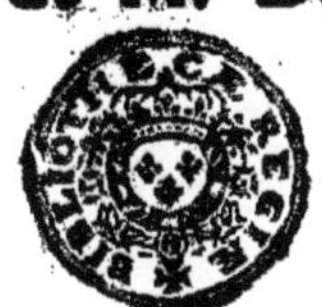

A LA FLECHE.

Chez { MARTIN GVYOT, &
{ GERVAIS LABOE.

M. DC. XXXV.

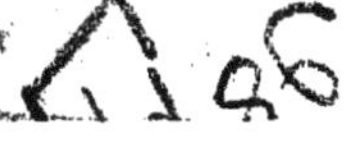

AVX
HONNESTES
GENS

L'ON me veut
perſuader que
ce ſeroit vn grand
crime de celer vne
verité que l'on dit
que i'ay reconnuë.
Il eſt vray que i'au-
rois tort d'abandõ.

ner au besoin L'IN-
NOCENCE PER-
SECVTEE ; & que
ie ferois consciéce
de lui refuser vn
seruice qu'il n'y a
point d'Hõme bien
né qui ne lui ren-
dist auec ioye, s'il
en auoit la connef-
fance aussi biẽ com-

me ie l'ay. C'eſt
pour commencer à
la defendre que ie
detache cette pie-
ce, que i ay tirée d'ũ
Ouurage qui eſt
preſt il y a l'õg tẽps,
& que vous verrés
quelque iour ſi ie
m'y ſens obligé par
des raiſons auſsi

preſſantes que cel-
les qui me contrai-
gnent à vous don-
ner ce petit mot, qui
n'eſt rien que l'A-
uant - garde du Se-
cours que i'ay pro-
mis. Ie ne vous fais
point d'iniuſtice de
diſpoſer de mon
Trauail, &bien que

tout le monde die
que les Enfans &
lesLiures appartiē-
nent au Public, ie
ne ſuis pas de cet
auis en ce qui tou-
che les derniers. Ie
pēſe que mes Ecrits
ſōt plus à moy qu'a
autrui¹, puis qu'ils
partent de mon Eſ-

prit qui est naturel-
lement libre, & exẽt
par sa condition
des Loix de la poli-
ce Humaine, qui n'a
du pouuoir que sur
les Corps, & les cho-
ses materielles,

*Si ceci vous semble bon, vous serez assez Cu-
rieux pour vous enquerir qui ie suis : Et s'il n'est pas
à vostre goust, il ne sera point necessaire que vous
en connessiez l'Autheur, A dieu.*

Λαβε μῦ Σκάμ δρε ᷅ πϸθενίδϕ.
Æschin. in Epist.

TRAITTÉ

DE LA
MELANCHOLIE,

Sçauoir

Si elle eſt la Cauſe des Effets qui ſe re-
marquent dans les Poſſedées
de Loudun.

IE NE m'étonne
point de ceux qui
ſans aucune conneſ-
ſance des qualitez de
nos Corps & des Tem-
peramens qui en reſul-
tent, attribuent à l'Hu-
meur Noire les Actiõs

A

des Poſſedées, qui bien que les Diables ſe * plaiſent dedans ſes Extrauagances, ne laiſſe pas ſans qu'ils y ſoient de produire des Effets qui paſſent pour des Miracles dans les opinions des Peuples.

Cela eſt aſſez ordinaire à ceux qui ne ſe tiennent pas dans les bornes de leur métier, de faire de grandes fautes en matiere de Iugemens quand ils veulent faire les grans

Efprits : Mais fans
mentî ie trouue étran-
ge qu'vn Homme du
merite de M*r*. D. foit
du nombre des égarez
dans cette opinion ri-
dicule, qui n'eut iamais
de fondemēt que dans
vne erreur populaire,
ou dans celle des Phi-
lofophes de la fecte de
* Pomponace.

Ce qu'il dit des Me-
lancholiques apres vn
Grec & vn Arabe eft
veritablement fubtil :
Mais bien qu'Aëce &

** Qui Natu-
ræ limites ad
summiam vf-
que impieta-
tem protendit.
Vide quæ li-
beriùs affirmat
C. 10. huiufce lib.
cui Titulus eft,
De Naturali-
um Effectu-
um caufis, fi-
ue de Incan-
tationibus.
Ideò notatur à
Delrio Difq.
Mag. To. 1. l. 1.
c. 1.*

Auicene difent que ces pauures gens ont le iugement peruerti iuf-que *à croire qu'ils ont des Diables que leurs Ennemis leurs enuoi-ent, ils ne l'entendent que de ceux de qui les Humeurs corrōpuës les emportent à ce point d'Egarement & de Follie.

De nous dire que des Filles ayent de la dif-pofition à fouffrir ces changemens, c'eft ne recōneftre pas le Tem-

* Τινὲς ὅ τ̃ Μελαγ-χολικῶν ε Δαίμονας ἀπὸ γοητο-ῶν τ̃ ἐχτρῶν ἐπῆχλαι αὐ-τοῖς ὑπο-λαμβάνυσι. *Aëtius Te-trabib. 2. ferm. 2. C. de Melanchol. ex Galeno.*

perament de leur Se-
xe, qui eſtant Froid &
Humide dans la cre-
ance vniuerſelle , eſt
directemét oppoſé aux
mauuaiſes qualitez de
ceſte Humeur mira-
culeuſe qui produiſt
les accidens que les
Autheurs ont remar-
quez: ſoit qu'elle viene
de la Bile qui eſt la
moins meſaiſante, que
l'on nomme Cholere
Iaune, ou qu'elle pro-
cede de la Noire par
l'Aduſtion de ces deux

fucs, comme c'est le sentiment des plus ex-cellens * Esprits, & principalemēt de ceux qui ont esté les Genies de l'Ecole Grecque & Latine.

Plus caloris quam decet habere in venoso genere.
Huius verba sunt apud Galen. 3. *de loc. aff.*

Galenus, Φλόσωσιν viscerum vtramque bilem exurens.
lib. de atra Bile.

Paulus AEgineta, Inflammationē circa stomachum exortā.
l. 3. *de re med. c.* 14.

Fernelius, Aßationē bilis vtriusque, & æstum præcordiorū.
l. 6. *de part. morb. & sympt. c.* 6.

Rondeletius, Intemperiem siccam cum caliditate coniunctam.
Method. cur. mor. c. 42.

His assentitur Eruditiss. Dan. Sennert.
lib. 3. *Pract. med. Part.* 5. *sect.* 1. *cap.* 3.

Celui* de toute la Troupe qui en parle plus nettement, dit que l'Hōme qui est chaud

& fec en comparaifon de la Femme, fe trou-uant dans vn climat & dans vne faifon bien chaude, alors fes en-trailles s'echauffent, que tout rotît dedans fon Corps, & que fon temperament, celui de la faifon & du païs contribuans tous en-femble à cet etrange embrafement, à la fin tous les fucs fe brûlent, & par vn changement funefte fe tournent en Melancholie.

Bien qu'il semble que le Froid l'emporte def-sus la Chaleur dans quelques vnes des Maladies qui ont pris le nom de cette Humeur, d'autant qu'elle leur sert de Cause en quali-té de Matiere; Neant-moins cette froideur qui affoiblît les Par-ties Nobles dans ces incommoditez, n'y sur-uient que par Accident.

La Generation de leur Cause se fait par

l'Embrasement que nous venons de remarquer; & il en arriue ici comme aux autres Inflammations qui dessechent les Entrailles (& principalemēt le Foye qui est souuent attaqué de ces Chaleurs Intemperées,) qui étans contre la Nature, tant à cause de leur degré en ce qu'elles sont trop ardentes, qu'à raison de leur qualité, par ce qu'elles ne sont pas mediocrement humides, au lieu d'aider la Naturelle & de lui donner du renfort, Elles la detruisent à la fin , & font prêque la mesme chose que fait l'affluence de la cire dans vn flambeau renuersé,

De qui trop d'aliment etouffe la lumiere.

Ce refroidissemét du Corps qui est * l'effet ordinaire qui suit les chaleurs immoderées lors qu'elles ont ietté leur feu & épuisé leur vigueur, n'est pas sans raison ni sans exem-

* *Intemperies illa calida non semper durat, sed vbi deferbuit, vt fieri solet, &c. Sennert. ibidem.*

ple.   La Medecine a
des Fieures de qui les
inegalitez plus etran-
ges que celleci, produi-
sent en mesme temps
des * ardeurs & des
frissons. Et il y a des
Montagnes où l'on
sent en vn mesme iour
les Embrasemens du
Lyon & les Glaces du
Capricorne.

Ainsi encore que les
Vents qui courent dans les
Hypochondres auecque des
bruits intelligibles, l'Enflû-
re & paresse du Ventre, Les

* Ἠπιαλὸς,
In qua rigent
simul & fe-
briunt.
Paul. lib. 2. de
Re. med. C. 26.

defaillances tres-frequentes, La mauuaise digestion, La grande froideur des mains & des autres extremitez, qui sont quelques vnes des marques de * l'vne des Melancholies, temoignent que les Facultez qui donnent la Vie & l'Aliment gemissent dessous le faix, & qu'elles portent les couleurs d'vne Cause extremement Froide; cependant il est bien vray qu'elles arriuent en consequence d'vne chaleur etrangere qui produit ces alterations.

Ceci me semble assez clair & assez bien appuyé pour que l'on se persuade que toutes les Melancholies (Ie l'entens comme Hippocrate qui ne se sert de ce mot là que pour dire vne Maladie , & non pas vne des Humeurs) vienent d'vn excés* de Chaleur qui enflamme les Choleres; puis que l'Espece dont nous parlons, qui

* Τοῖς
Σπληνηκοῖς
τὰ μὲ δρυ-
μέα, ἐ τὰ
μὲ πικρὰ
ὠφέλιμα:
τὰ δ᾽ γλυ-

est la plus froide de toutes si l'on en iuge par les Symptomes, est engendrée elle mesme par vne chaleur immoderée ; bien qu'elle imite la Nature & qu'elle emprunte l'Idée d'vn mal de qui la froideur seroit la principale Cause.

Ie ne voy rien de plus contraire au Chaud & à la Secheresse qui produisent ces Effets, que le Froid & l'Humidité qui sont les deux qualitez de la Cõstitution des Femmes si on les cõpare aux Hommes : Et ceux là me semblẽt faillir contre des Raisons bien sensibles qui croyent qu'il est fort aisé que l'Humeur Melancholique soit la cause des Prodiges que nous admirons dans vn Sexe à qui vne trop grande * Ioye a souuent fait * perdre la vie, mais la Tristesse point du tout.

Vn de nos meilleurs

* *Plinius Natural. Histor. l. 7.*
* Ἔκπληξις ϛ περιχαρεία, *Animi Pathemata quæ mortem inferunt.*
Ferrer. meth. med. l. 1. c. 6.

Praticiens dans la defcription qu'il a faite de cette Efpece de Maladie , remarque entre les accidens qui font toufiours de fa fuite, *Vne* Trifteffe Inconfolable, *Vne peur continuelle , des Extrauagances dans le difcours , Et des confequences fi mal tirees qu'elles temoignent que l'Efprit n'eft pas dans vne bonne affiette;* Tout cela fans aucune fieure, bien que * felon Hippocrate ce foient des fignes manifeftes

** Huius fympto-
mata ſũt propria,
Timidũ effe ,
Triftem fine
furore, multa
falfa,ridicula,
& ab omni
Ratione alie-
na animo mo-
uentem , læfis
facultatibus
imaginatrice
& Ratiocina-
trice.
Höller. ſcol. ad
C. de melaƞchol.*

* HN φό-
βος ἢ δυ-
θυμίη πα-
λὼ χρόνον
διατελέῃ,
Μελαγχο-

d'vne Cholere brûlée.

Le * mefme pouffant plus auant, dit que les Perfonnes affligees de cette forte de follie font exemtes des Furies & des mouuemens enragez que l'on voit dans les Mania-ques, de qui le tempe-rament eft beaucoup plus échauffé que celui des Melancholiques.

Ceux qui ont veu les Poffedées dans les Ra-ges de leur Accés, & qui fçauent mieux que moy que c'eft vne des

c

λικοὺ τὸ τοιῦτοv.
Aphor.lib 6.23.
* *Idem Holler. fchol. ad caput nuperè citatum.*
Vide Galen. Cap. 6. *lib.* 3. *de loc. aff.*

Conditions, & prêque la plus essentielle des veritables Melancho-liques de l'Espece que nous disons *de n'estre iamais Furieux*, & que lors qu'ils le deuienent, leur Mal changeant de Nature * chãge de nom en mesme temps ; Ils ne seront pas si legers que de prendre par complaisance le parti de Mr. D. aû preiudice de la Raison, vers qui ce seroit vn grand cri-me de dementir vne

** Vehemẽtius incalescens Melancholica materia, Ma-niam, Putref-cens Febrem, in Neruos, tralata Spaf-mum, in Ce-rebri Ventri-culos affatim irruens Apo-plexiam, vel Epilepsiam excitabit.*

Opinion qui a toujours esté suiuie depuis que la Medecine a ëu des regles & des Principes.

Ie ne me veux pas arrester à faire icj vn long discours de la Nature Generale, ni de la Particuliere des Maladies Melācholiques : Ceux qui seront Curieux d'en auoir plus de conneslance peuuët lire s'il leur plaist* ceux qui ont traitté cette matiere auecque d'autres desseins.

Framb. ex Galen. Aetio. Rufo. &c.

* *Vide Aetium loc. Citato.*

C'eſt aſſez pour mon ſujet & pour l'inten-tion que i'ay ici que i'en demeſle les Diffe-rences ; & que tirant de l'auantage d'vne Ve-rité tres-euidente affin d'en prouuer vne au-tre, Ie die que cette Eſ-pece que ie viens d'e-xaminer ne ſe trouue point dans ces Filles que l'on accuſe d'eſtre folles ; *Puis que dans les choſes cachees, (comme ſont les Maladies qui agiſſent au dedans, entre leſquelles eſt* celle-ci) l'on ne reconneſt la Cauſe que par le moyen des Effets.

Que iuſques à maintenant l'on n'a point ëu de Marques de celle que nous décriuons : Que non ſeulement les Apparences, mais encore les Raiſons qui doiuent étre plus écoutees ſont toutes de noſtre coſté ; & ainſi qu'en ce qui la touche, les Maladies des Poſſedees ſont plutoſt Imaginaires que de l'Imagination, puis qu'elles ne paroiſſent point auec-que les Accidens qui en ſeroient inſepara-bles.

LA Seconde de nos Eſpeces, qui eſt cette Melancholie * qui oc-cupe tout le corps dõt elle rempliſt les veines, & de là toute l'Habi-tude d'vn Sang qui eſt ſi bruſlé * que l'on ne parleroit pas mal de l'appeller *Vn feu liquide,* ſi l'operation la plus Noble d'vn Element

* *Altera Melancholiæ ſpecies ex to-tius Corporis ſympathia*

* *Quamuis eiuſmodi in-cendium Fe-bris nulla co-mitetur.*

qui est * si pur se pou-
uoit accomoder auec-
que la corruption
d'vne Humeur si dan-
gereuse, est si manife-
stement fausse dans les
Filles de Loudun, qu'il
ny a point d'apparence
de l'accuser en ce ren-
contre des Effets que
nous voyons.

Il y a tant d'Honne-
stes Gens qui ont em-
ployé leurs soins pour
tascher de la découurir,
& qui apres cette re-
cherche n'en ont veu

aucune trace, que ce
seroit vne Iniuſtice de
dementir leurs Iuge-
mens & vne brutalité
de refuſer leurs té-
moignages.

En effet, hors la
Sœur Claire de qui le
Temperamẽt me ſem-
ble vn peu Melancho-
lique, apres auoir con-
ſideré celui de ces Sa-
ges Filles auec autant
d'application qu'aucun
Medecin de France, ie
trouue tant de raiſons
pour croire qu'il ne

peche pas, par la ne-
gation des * ſignes qui
en deuroient eſtre les
Iuges, que ie puis dire
ſans crainte auecque
vne ſi belle Troupe,
que mes Sens ont eſté
charmez, ou que les
Liures ſont des Four-
bes; ſi c'eſt vn derégle-
ment de l'Humeur
dont nous parlons
épandüe dans tout le
Corps qui produît les
raretez que nous auons
admirees.

Ie voudrois que Mr.

D

* Temperamentum ſiccum, ætas declinans, vigiliæ & curæ prægreſſæ, hæmorrhoides ſuppreſſæ, fluor muliebris, interceptus, corporis habitus niger, hirſutus, gracilis, ſquallidus, venarum amplitudo, iſtius morbi prænuntia, &c. ex Aetio Paulo. &c.

D. fuſt plus regulier
dans ſes doutes,& qu'il
diſt plus clairement à
laquelle des Eſpeces il
deſire que l'on s'arre-
ſte.　La crainte qu'il a
de ſe perdre en deter-
minant ſa penſée, l'em-
peſche de s'attacher à
vne ſeule Opinion : Et
il fait en ce rencontre
comme * l'Amoureux
de la Fable qui ſe ſer-
uit de pluſieurs Pom-
mes pour attraper vne
imprudente ; affin que
ſi l'vne manquoit il

peuſt mettre ſon eſpe-
rance dans les appas de
la ſeconde.

Mais encore que iuſ-
qu'icj nous n'ayons
rien veu d'aſſeuré dans
les deliberations de
ceux du parti contrai-
re, Il y a grande appa-
rence que c'eſt à * la
Melancholie qui s'en-
gendre dans le Cerueau
par ſa propre intempe-
rie, ou à celle là qui
luy vient par la ten-
dreſſe qu'il a non ſeule-
mẽt vers les Entrailles

* *Melancho-
lia cerebrum
afficiens, aut
idiopathicè,
aut per ſym-
pathiam.*

D 2

dont il époufe les Paf-
fions, mais encore vers
tout le Corps duquel
il reçoit les vapeurs,
qu'ils imputent les
Merueilles que l'on
voit dans les Poffedees;
& qu'ils ne s'attaquent
pas à celles que nous
auons dites , parce
qu'ils conneffent bien
qu'il n'y a pas de fon-
dement , & d'allieurs
qu'elles font trop foi-
bles pour produire des
Effets qui approchent
tant du Miracle.

Ils ne confiderent pas que les plus Grans Perſonnages qui ayent paru dans le métier & de qui l'authorité eſt venerable dans l'Ecole, ont reconnu que le mal dont ils empruntent le ſecours eſt vn effet de la Cholere de quelque Couleur qu'elle ſoit, lors qu'elle eſt doublement brulée.

Qu'il faut auāt le deſordre qui ſe fait dans le Cerueau lors que la Melancholie * eſt en- *vbi cerebrũ calidius eua-

gendrée par sa faute,
qu'il y ait vne inflam-
mation qui est prêque
inconceuable dans vne
Partie de ce Genre, &
qui est tellement froide
par son propre Tem-
perament, (ie di mes-
me dans les Hommes
qui sont naturellement
moins humides que les
Femmes) qu'vn si
grand Excés de cha-

leur dans vne * Sub-
stance de cette sorte est
aussi miraculeux que
si l'on voyoit du feu

brûler dans vne Riuie-
re fans qu'il y euſt de
l'artifice.

Que pour peu qu'il
y en ait de cette ſorte
dans vn Corps, il faut
neceſſairement qu'elle
produiſe des Enfans
qui reſſemblent à leur
Mere : Et comme elle
a eté faite par le plus
grand deréglement que
l'on puiſſe imaginer,
qu'elle doit par* cette
raiſon eſtre la ſource
des plus grans maux
qui attentent à la vie.

* Τῷ μεγέ-
θει τῆς αἰτίας,
ἓ τὸ τȣ πά-
θȣ ἕπεται
μέγεθος.
Galen. in
Aphor. 42.
lib. 2.

Que ceſt vne grande merueille que l'autre Melancholie qui dōne dans le Cerueau par le vice de tout le Corps ou de quelqu'vne des Entrailles, ne paſſe point outre les bornes de ſa premiere condition : & qu'il luy eſt fort ordinaire d'eſtre la cauſe d'vne Manie en s'echauffant d'auantage, ou celle là d'vne Fieure lors qu'elle vient à ſe corrompre.

Que* quand elle tou-

* *Cum ſit humor acer*

che les Nerfs dans
leurs premieres diſtri-
butions, ou dans le lieu
de leur Principe, elle
fait retirer les Muſcles
qui leurs ſont aſſujettis
par vn mouuement
inuolontaire : Et que
ſi elle ſe jette dans les
cauitez du Cerueau
que l'on appelle *Ven-*
tricules, elle fait le Mal
Caduc, ou engendre
l'Apoplexie.

Que* cette fâcheuſe
Matiere montant con-
tinuellement dans le

& pernicio-
ſus, exiguâ
portione gra-
uiſſimorum
ſymptomatum
author exi-
ſtit.
Fernel. lib. 6. de
Partium morb.
& ſympt. c. 6.

* *Hoc ma-*
lum ſi pene-
tret in Cere-
brum, eòque
figatur, Fa-

rorem, ac tá-
dem Febrem
accerfet He-
Etica finitimă,
& quæ in
Marafmum
deducet.
　Idem ibidem.

fiege de la Raifon, el-
le y laiffe par fon fejour
les marques de fa pre-
fence & celles de fa
Nature, faifant nai-
ftre peu à peu les rages
& les frenaifies qui
fuiuent les Inflamma-
tionsd'vne partie fi de-
licate ; & en fin vne
Fiéure lente qui deffe-
che tout le Corps, &
confomme l'humidité
qui eft neceffaire à la
Vie.

　Il ne faut que la feu-
le veuë pour détruire

cette penſée ; l'Embon-
point de ces bonnes
Filles & des maux ſi
pernicieux endurez ſãs
aucun relâche depuis
trẽte ou quarãte Mois,
ſont deux choſes in-
compatibles : Et cette
grande modeſtie qui
paroiſt dans leurs Viſa-
ges ſans qu'il y ait d'autre Rouge* que celui
de la pudeur, la condui-
te de leurs diſcours &
celle de leurs Actions
lors qu'elles ne ſont
point agitées, témoi-

*Facies ru-
bore ardore-
que ſuffundi-
tur (in hac
morbi ſpecie.)
Fernel. Ibid.
Hippocrat. 2. de
morb. & alij paſ-
ſim.*

gnent aſſez clairement
que le mal eſt dãs leurs
Corps ſans qu'il en ſoit
incommodé, & que les
extrauagances & les
furies qui les ſaiſiſſent
ſouuent ſont les effets
d'vne Cauſe qui n'agît
point comme les au-
tres.

Il ſemble que ce diſ-
cours nous pouſſe en-
core plus auant, & que
nous ſoyons obligez de
répondre vn petit mot
ſur le reglement des
vapeurs que l'on dit

qui font éleuees par la force de l'Imagination qui est blessée dans ces Filles.

Que la presence de quelque Obiect, comme par exemple celui-là des instrumens des Exorcismes, peut reueiller la puissance qui fait môter les Fumees de l'humeur qui fait ces Merueilles: Et que cet ordre constant de l'heure des Coniurations est vne marque tres-asseurée que l'on

confidere le temps de
la Regeneration & du
Mouuement des Va-
peurs, qui caufent plus
de prodiges lors qu'il y
a plus de matiere qui
doit y eftre employée,
& conuertie à point
nommé en des chofes
miraculeufes par vn
changement de Forme
que ces Meffieurs ont
reconnu.

Ie ne fçay fi ces Ob-
jections meritent vne
reponfe ; & fans que
d'Honneftes Gẽs s'ap-

puyent fur ces raifons
bien qu'elles foient ri-
dicules, ie trouuerois
que ma peine feroit
fort mal employée à
combatre vne Opinion
qui parle des Caufes
des Maladies comme
fi c'eftoient de ces Fi-
gures qui fe meuuent
par reffors, & de qui
toutes les démarches
dependent d'vn petit
roüage qui les com-
mence & les finît à me-
fure qu'il eft monté.
Qu'ils fçachent donc

s'il leur plaiſt, Qu'entre toutes les Maladies qui reuiennent par Acces & qui ont quelque Reflux par vn certain Souleuement ou Fermentation des Humeurs qui en ſont les premieres ſources ; ou par * vne vertu ſecrete qui tient à leur Corruption & que nous ne pouuons comprendre, Soit qu'elles ſoient infectées de quelque venin caché , comme dans le Mal Caduc,

* *De hac* Ἰδιοσυγκρι-σιῇ. *Vide Fernel. lib.* 4. *de Febrib. c.* 9.

dans * ceux qui meu-
rent de peur quand ils
approchent de l'Eau
parce qu'ils ont esté
mordus d'vn Chiẽ qui
étoit enragé; & dans la
Melancholie , de qui
les incommoditez ne
gardent aucune regle ;
Soit qu'il ny ait aucun
poiſon , comme dans
les Fieures reglées ; il
ny en a point du tout
qui ait vn Mouuemẽt
ſi iuſte dans l'Ordre de
ſes aſſauts qu'elle ne
varie ſouuent , en re-

*In Hydro-
phobia.*

tardant quelquefois, &
quelquefois en auan-
çant le retour de ſes
attaques.

Ainſi les ſoins des
Exorciſtes ſeroiĕt auſſi
inutiles que puniſſa-
bles, s'ils épioient l'oc-
caſion dans laquelle
les Vapeurs voudroiĕt
recommencer leur jeu;
puis que l'eleuation de
ces fumées ne ſeroit
pas reguliere, au
moins pour certaines
heures, non plus que
les mouuemens des

Maladies limitées qui
se detraquent souuent:
Et iamais ces Pauures
Filles ne seroient in-
commodées hors du
temps de leurs Acces,
& celui de l'Actiuité
de leur cause Mate-
rielle.

D'allieurs les Agita-
tions qui leur sont
aussi ordinaires hors
de deuant les Exorci-
stes qu'elles sont en
leur presence, ne leur
seroient point com-
munes à toutes les

heures du iour lors qu'elles sont renfermées, s'il étoit vray que ces prodiges fussent simplement les Effets d'vne Humeur capricieuse reueillée par la puissance de la seule Imagination, à l'aspect des Instrumēs & à la parolle des Persones qui seruent aux Exorcismes.

Au reste l'Imagination de qui l'on fait tant de bruit, & qui est l'Azyle de ceux qui font au bout de leurs fineſſes & non pas de leurs iniuſtices dans l'affaire qui ſe preſente , n'a point vn ſi grand pouuoir que la plûpart du Monde penſe : Et il faudroit qu'en ce rencontre elle fuſt auſſi puiſſante que les Idées de Dieu meſme pour qu'vne Melancholique fuſt Poſſedée tout de bon à cauſe qu'elle auroit crû l'eſtre.

Les Imaginations des

Creatures n'étans que
des Accidens, elles n'ap
prochent   nullement
des penſées du Crea-
teur, de qui les * Viſiõs
ſont Réelles, Subſtan-
tielles, Effeƈtiues, ſans
qu'elles changent rien
du tout dans ſon Eſſen-
ce adorable.

Mais les Penſées des
Hommes, bien qu'el-
les ſoient Spirituelles
& ſemblables en quel-
que choſe à la Forme
qui donne l'eſtre, Elles
n'ont pas cette vertu de

*Scientia Im-
materialium
cauſſat res ,
noſtra à rebus
cauſſatur.
   Auerrho Me-
taphyſ. 12. Boë-
tius 3. de conſolat.*

faire estre réellement
leurs Estres de la Rai-
son : Autrement il s'en-
suiuroit que si ie m'i-
maginois estre le Cha-
steau de Sablé ie de-
uiendrois incontinent
ce que ie pēserois estre :
Et par la mesme Con-
sequence, l'on ne seroit
point * Malade pour-
ueu que l'on creust
estre sain, d'autant que
cette pensée en tempe-
rāt les Humeurs ou en
chassāt les autres Cau-
ses , nous mettroit en

* *Galenus, aut quisquis tandem Author lib. de incantationib. qui ei adscribitur.*

l'état qu'il faut pour estre en parfaite santé.

Ce n'est point vne injustice d'oster à l'Imaginatiõ vne puissance Imaginaire qui ne luy appartient pas, Mais c'en est vne tres-grande & qui est d'autant plus etrange qu'elle est prèque generale, & ordinaire à beaucoup d'autres aussi bien qu'à Mr. D. de dire à toutes occasions comme l'on dit en celle-cy, que *l'Imaginatiõ se trompe, Qu'elle*

est fausse, Ou qu'elle est bles-
see ; Et ainsi de l'accu-
ser d'vn defaut qu'elle
n'a pas, & dont elle n'est
point capable.

Ceux qui la connes-
sent mieux, sçauent
bien que c'est son mê-
tier de conceuoir sim-
plemét les Phantômes
ou les Images qui re-
presentent les Choses,
& non pas les Choses
mesmes : Autrement
il s'ensuiuroit qu'il n'y
auroit rien à dire entre
l'Imagination & ces

G

autres Facultez que l'on appelle les Sens; qui n'ont rien qui les distingue les vnes d'a-uec les autres que la seule * difference qui est entre leurs Actions, étans egales par tout ailleurs, & *mesmes* par leur Origine aussi bien que par leur Substance.

Quand la glace d'vn Miroir represête comme ils font les Objets qui la regardent, on ne la peut accuser de n'estre pas bien fidelle,

encore que les Images
qui paroiſſent dans ſon
Cryſtal fuſſent les plus
mõſtrueuſes & les plus
etranges du monde: Et
ſi i'auois deſſus la veuë
des lunettes de Verre
peint, i'aurois tort de
trouuer mauuais que
mes Yeux veiſſent tou-
tes choſes de la couleur
de la Vitre; puiſque leur
fonctiõ Naturelle c'eſt
d'aperceuoir leurs Ob-
jets de la ſorte qu'ils
paroiſſent, & non pas
de s'enquerir ſi elle eſt

fauffe ou veritable.

Ainfi lors que dans le * Sommeil qui eft engendré des vapeurs qui s'éleuent des Entrailles, ou dans quelque Incommodité qui en fait monter au Cerueau, comme font les Melācholies, nous imaginons des Chimeres & d'autres chofes qui ne font point, que l'Impureté des fumées qui font les Caufes Materielles des Idées que nous auons, fait paffer

** Sicut cùm dormimus, Videmus in fomno plurima, nec Imaginatio fallitur; Nam verè videt, veréque imaginatur: fed Fides & Iudiciũ afferens eas res Imaginatas effe tunc extrà Cerebrũ. Nec Mens huic errori fubuenit, quoniam operam dat Spiritui fe reficienti, &c.*

Campan. Medicinal. lib. 6. C. 3. Part. 2. Art. 2.

pour veritables à l'épreuue du Iugement en luy * oſtant la liberté de conneſtre qu'il ſe trompe ; Ce n'eſt pas l'Imagination, i'entens la Faculté de l'Ame, qui merite d'eſtre blaſmée, puis qu'elle ne laiſſe pas de faire ſa charge comme il faut; de laquelle elle s'acquitte tres-parfaitemēt vers nous , pouruu qu'elle repreſéte ce qui nous paſſe dans l'Eſprit de quelque façon

* *Melancholicus humor nõ præſtat fallaciam Imaginanti : ſed occaſionē Imaginandi , & non aduertendi impeditionem (Cognoſcitiui nempe.) Idem Ibidem.*

qu'il puisse estre : Et
c'est assez qu'elle rap-
porte les choses com-
me elle les voit, pour
qu'elle soit tres-accom-
plie dans la Vertu d'I-
maginer.

Mais c'est nostre Iu-
gement qui fait la fau-
te toute entiere (bien
qu'il en soit Innocent,
& qu'il ne soit egaré
que par la priuation de
ses lumieres qui sont
eteintes ou offusquées
par l'obscurité des
Vapeurs,) si en exami-

nant les choses dont il
doit estre l'Arbitre &
le Controlleur general,
il fait vn faux raison-
nement sur la qualité
des Especes, & s'il ap-
prouue mal à propos
vne Vision erronée; qui
à en parler proprement
ne doit estre dite Trõ-
peuse qu'a cause que
la Raison ne l'a pas re-
ctifiée, & qu'elle n'a
pû discerner le Vray
Estre de l'Apparent,
& la Verité du Men-
songe.

Ce n'eſt donc pas bien parlé d'appeller auec le peuple des *Fautes de l'Imagination*, ce qui eſt veritablement vn Meconte de la Créance, & vne Erreur du Iugement : Et il me ſemble que ceux qui ont penetré ſi peu dans la Nature de l'Ame, ne meritent pas que l'on les croye plus clairuoyans que les autres dans celle-là des Eſprits.

Bien qu'il ſemble

que ie reduiſe la Natu-
re au petit pied, & que
ie borne ſa Puiſſance
vn peu trop ſeueremēt
dans les penſées que
i'ay ici ; cependant ie
ne laiſſe pas de lui con-
ſeruer ſes droicts alors
que ie les reconnois : Ie
la maintiens dans les
choſes où ie ſçay qu'el-
le eſt bien fondée, & ie
ſuis auſſi ſcrupuleux à
ne luy rien oſter du
ſien, que ie taſche d'e-
ſtre Equitable en n'e-
tendant pas ſon domai-

ne au prejudice de celui
des Caufes Surnatu-
relles, que l'on depoüil-
le fouuent pour enri-
chir les plus baffes.

Quand ie di auec
affeurance qu'elles n'ōt
pas le pouuoir de faire
tant de Merueilles que
le Peuple fe perfuade,
Ie croi que ie ne di rien
qui ne foit fort raifon-
nable ; puis qu'il eſt
vray que la plûpart
de ceux qui font les
grans Efprits, parlent
des Forces de la Natu-

re auec autant de har-
dieſſe que s'ils auoient
vn Etat des choſes qui
lui appartiennent pa-
raffé de la main de Dieu
qui lui a donné ſes li-
mites.

Pour euiter le repro-
che d'auoir trop de ti-
midité dedans leurs
ſpeculations, ils tom-
bent dans vn autre ex-
ces qui eſt encore plus
blâmable : Et par vne
temerité qui eſt pleine
de Sacrilege, ou coupa-
ble d'Ignorance, ils at-

tribuent simplement aux vertus Elementaires de qui les Corps font compofez, ce qui appartient à Dieu feul par les Attributs de de fon Effence, & par cõmunication à la Nature Intelligible * qui commande à la Matiere.

Quel'on ne fe plaigne point; ie laiffe à la Melancholie la paifible poffeffion des priuileges qu'elle a de produire des raretez : Et mef-

me ie veux bien croi-
re ce Paradoxe qui la
touche, *Quelle soit asez
puissante pour faire predire
les choses par des visions an-
ticipees* ; Et ainsi qu'elle
soit la Cause que ceux
en qui elle domine
nous* decouurent l'a-
uenir sans aucune Re-
uelation , & sans la
Science des Astres.

    Ie sçay bien qu'il sem-
ble d'abord que cette
Proposition tienne du
Libertinage, & que ce
raffinement soit con-

* *Aristotel. Pro-
blem. Sect. 30.
Pomponat. de In-
cantat. 6. 10.*

traire à noſtre Créan-
ce ; Comme ſi ie vou-
lois dire que les Pro-
phetiesquenous auons
parmi les Saintes E-
critures, n'ont été que
des produc̃tiõs de l'Hu-
meur Melancholique,
qui auroit fait en ces
Grans Hommes que
Dieu a choiſis autre-
fois pour nous reueler
ſes Myſteres , ce que
fait ce dangereux Suc
dans les Corps où il eſt
le Maiſtre.

Ie ne ſuis pas ſi mauuais que de nommer *des Resueries d'vn Iuge-ment corrompu*, comme ont* fait quelques Phi-losophes, ce que ie croy fermement qui est vn Enthousiasme du veri-table Esprit de Dieu; & dicté en cette forme où l'Eglise le reuere, sans aucune disposition des qualitez Corporelles, qui ne sont point ne-cessaires à cet Agent Pur & Simple pour qu'il opere comme il luy plaist, sans condi-

* *Aristotel. Pō-ponat. loc. cit. & alij.*

tions & fans referues,
dans la Nature genera-
le ou dans fes Indiui-
dus, qui font les Oeu-
ures de fes Mains.

Mais fi l'on veut exa-
miner la Nature de
la * caufe qui fert ici de
fondement, l'on trou-
uera que ce difcours
côditionnécôme il eft,
ne choque point la Rai-
fon, non plus que la Pie-
té: Et que ce n'eft pas
fans fujet que ie tafche
de faire voir qu'il n'y a
point de cette Humeur

* *Atra Bilis æque calidior.*

dans les Filles de Lou-
dun ; l'entens de cette
Cholere qui produist
des Raretez, comme
l'on voit en mille en-
droits qu'elle a fait predire aux * Malades des
choses qui sont arri-
uées, dont il faut trou-
uer des * Raisons dans
l'étenduë de la Nature,
ou auoüer honteuse-
ment que tous les Me-
lancholiques ont le
Diable dans le Corps.
Si vous r'allumiez
des Charbons qui eus-

* *In Melan-
cholia morbo.*

* *Est imagi-
nabile quosdã
excessus circa
potentias co-
gnoscitiuas ,
vel Organa,
quĩque ipsas
eleuãt & for-
tificant, pro
hora; & hæc
videtur radix
quare Mania-
ci prædicãt fu-
tura, vel oc-
culta reuelent.
Cl. Celestin de
Mirabil. Mundi,
Paris. apud
Simon. Colinæum,
excus. 1542.*

sent deja été brûlez ,
ou si vous faisiez du
Feu d'vn Bois extre-
mement sec ; vous ver-
riez que les vapeurs,
ou plûtost les Exhalai-
sons qui sortiroient de
ces matieres , seroient
infiniment subtiles ,
& leurs parties fort
deliées.

De mesme la Melan-
cholie qui est vn Suc
embrasé, quand le Feu
se remet dedans il s'ele-
ue de sa Masse des Es-
prits fort delicats ; &

comme ils feruent de
Matiere à la Vertu d'I-
maginer, ils luy com-
muniquent auſſi cette
extreme Tenüité ioin-
te à leur grande Cha-
leur, qui ſont les deux
qualitez qui donnent
les Penetrations ; qui
étans extraordinaires
dans les * Hypochon-
driaques, agiſſét d'vne
façon qui leur eſt par-
ticuliere & plus ſubtile
que la commune, en
aiguiſant leur Phanta-
ſie où elles impriment

** Vocabulo
latè ſumpto.*

I 2

les Passions & inspi-
rent les Connessances
que l'on peut * appeller
brutes, de ce qui doit
arriuer ; dont * ils res-
sentent les Causes auãt
que le reste des Hom-
mes en apperçoiue les
Effets.

Apres tout, il est cer-
tain que plus les Es-
prits sont subtils & épu-
rez de la Matiere, * pl⁹
l'on a de bonnes visiõs,
de clartez, & de trans-
cendances : Et c'est ain-
si qu'vn Grand Saint

*Quandoqui-
dèm Instinctu
quodã natu-
rali, quamuis
aduentitio, fu-
tura præsen-
tiunt;non au-
tèm per λο-
γισμοὴ, aut
mediante En-
theatu.

* Passiones
rerum futura-
rum præha-
bent in Cau-
sis.
Camp. Medicinal.
lib. 6. c. 3.

* Complexio
tëperata Val-
dè in Organis
cognitioni de-
seruientibus,
spiritus clari,
humores sub-
tiles & pro-

dit que les repas bien reglez, & les viandes temperées* contribuët extremement à l'excellence des Mœurs, & qu'elles aident beaucoup à l'Ame à bien faire ses fonctions.

Vn Medecin de bon Esprit predira les changemens & l'issuë d'vne Maladie, qu'vn autre de mesme mêtier, mais qui sera moins penetrant, ne deuinera iamais; bien qu'il sçache comme l'autre toutes

portionati, faciunt ad bonitatem Intellectus.
Claud Idem. Cælestin. de Mirabil. Mundi & influent. Cœli. C.7.

* *Dispositiuè D. Thom.*

les Regles du Prôno-
ſtic , & qu'il ſe rompe
la Teſte & s'epuiſe la
Ceruelle pour en appli-
quer les Maximes vers
le Malade qu'ils conſi-
derent.

Lors que les Mu-
railles ſuent, & que le
Sel eſt tout en Eau,
nous en tirons des Con-
ſequences de la venuë
de la Pluye que l'humi-
dité de l'Air qui s'e-
paiſſiſt en ce temps là
nous annonce comme
infaillible : Mais enco-

re que nous iugions du
Voisiné d'vne *Cause
que nous ne voyons
pas encore, par des
Effets qui la suiuent,
bien que selon nos sen-
timens ils en soient les
Auant-coureurs; Ne-
antmoins nos Prophe-
ties, ou pour mieux
dire nos Préuisions,
n'approchent point en
ce genre de celles-là
des Oyseaux, qui sen-
tent long temps auant
nous, & quasi sans
nulle apparence toutes

* *Non est incredibile hominem taliter posse Intellectus viuacitate pollere, vt futura vel occulta cognoscat, quoniam per modicas Coniecturas multa nouerit salubriter syllogissare & ei Effectibus Causas, vel ex Causis Effectus præuidere.*
Idem Cœlest. Ibidem.

les alterations qui trou-
blent leur Element &
leur font regaigner la
Terre,

J'infere de ces Exem-
ples, qu'il y a certains
degrez de Clairuoyan-
ces & de Lumieres,
non seulement entre
nous & les Bestes Ir-
raisonnables qui ont
ordinairement les Sen-
timens plus delicats;
Mais entre * les Hom-
mes mesmes, de qui
les Ames font sembla-
bles dans les premieres

* Sicut tu ipse
teipsum in di-
uersis tempo-
ribus mirabi-
liter in clari-
tate Intelle-
ctus excedis,

Conditions qui conſtituent leurs Eſſences ; & neantmoins ſôt Inegales ſelon qu'elles ont plus ou moins d'Addreſſes & de Conneſſances; qui ſont de ſimples qualitez qui procedent de l'Artifice (comme par exemple de l'Etude,) ou de la ſanté des Organes ; & n'etans que des Accidens, ne changent point les Eſpeces.

Ainſi les Melancholiques, de qui les Eſ-

K

prits font fort minces, & des Quinteffeces de Feu, peuuent naturellement auoir des Penetrations & des veuës de l'Auenir que n'aurôt pas les autres Hommes : Parmi lefquels nous en voyons qui font tellement *Subtils qu'ils femblent eftre des Anges en comparaifon des Groffiers; & qu'il y a plus de difference entre eux & quelque lourdaut, qu'il n'y a entre celui-ci & des

Guenons de * Bengala.

La façon de l'Entendement, qui pris en vn certain * sens est vne Vertu Passiue qui peut receuoir tous les iours de * nouuelles Perfections, fera passer l'étonnement à ceux qui liront ce Paradoxe; s'il leur plaist de considerer qu'vne extreme Pureté qui se trouuera dans les Esprits qui seruent à ses Organes, peut luy donner en vn instant de plus gran-

K 2

* *Vide Anton. Figured. I. liter. Indic. anni* 1611.

* *In quantùm se habet ad omnes notiones, quemadmodum materia prima ad omnes Formas.*

* 2. *&* 3. *de Anima.*

des ouuertures pour voir dans le fonds des Choses, qu'il n'en auoit pû trouuer par ſes longues Obſeruations; qui l'augmentent de telle ſorte par la ſuite des Années & celle des Habitudes, qu'il differe infiniment dans la maniere d'Agir à l'âge de ſoixante ans, de ce qu'il étoit luy-meſme au commencement de la vie.

En * effet, Eſt il plus etrange qu'il y ait des

*　Aliquæ ſunt ægritudines, quas quamuis aliquas Operationes impediant, alias tamen intendunt. Ibidem.*

*　Vide Algazel. 5. Metaphyſ.*

Entendemens qui surpaſſent de vingt degrez les Penetrations du commun, que des Memoires Prodigieuſes, dont il y a des Exemples qui étonnent toute la Terre ? Et eſt-il plus incroyable qu'il ſe rencontre des Eſprits qui ayent quelques ſentimens de ce qui doit arriuer, que de voir qu'il y en a qui par la Repetitiõ d'vne infinité d'Eſpeces qui approche plus du Miracle,

peuuent se ressouuenir
des Euenemens de tous
les Siecles, & redire de
poinɕ en poinɕ les
choses qui se font paf-
fées depuis la Creation
du Monde?

Si jétois vn conteur
d'Histoires, ie pourrois
en mettre jci touchant
les grandes Memoires
qui passeroient toute
creance, bien quelles
fussér veritables: Mais
ce n'est pas mon hu-
meur de m'emporter
dans mes Ecrits au

delà de mon ſujet ; Et il me ſuffit en celui-cj, de dire que l'Entendement n'etant pas d'vne autre Nature que cette Vertu de l'Ame , il peut auſſi bien comme elle , * auoir *du Plus & du Moins* dãs les degrez de ſa Puiſſance * & de ſon Actiuité : Et ſi elle fait des Prodiges en matiere de Retétions, qu'il peut en faire de pareils en matiere de Conneſſances.

Au reſte ie n'entens

* *Non terminatur ad maximum , ſed ad minimum. Vide Ariſtotel. 1. de Cælo.*

* *Vbi inuenitur majus & minus, difficile eſt vel forte humano intellectui impoſſibile , aſſignare maximum & minimum , vel ſingula media , & pro-*

portiones me-
diorum. Soli
Deo hoc con-
gruit, qui no-
uit solus ter-
minos rerum,
&c.
Celeſt. loc cit.

pas , & ie ne veux point que l'on croye, Que les Viſions antici-pées des Malades que nous diſons , entrent en Comparaiſon auec les Reuelatiõs des Pro-phetes * veritables; qui les paſſent en ces poinᶜts qui les met-tent hors du pair , Qu'ils ont ëu les Con-neſſances des choſes fort eloignées des Sie-cles où ils viuoient, ſans la diſpoſition des Corps,&par Inſpiratiõ

* *Eorum quos*
ſibi vendicat
Eccleſia Ca-
thol.

de Dieu ; qui en leur faisant cette Grace de les faire ses Truchemens, leur donnoit en mesme temps celle de l'Intelligence pour dire les choses auec Ordre, & publier leurs Commissions, ou plûtost les Arrests du Ciel, auec autant de Majesté qu'il y auoit de Certitude.

Au contraire, ces Pauures Gens qui penetrent dans l'Auenir, n'y voyent que ce qui est proche par des

faillies de Phreneti-
ques, vuides de tout
raifonnement, & plei-
nes de Confufion : Et
encore leurs Préui-
fions ne durent que
des momens, & font
toujours entrecoupées
d'vn million d'Extra-
uagances, par l'impu-
reté des Vapeurs qui
leur trouble l'entende-
ment, & fait éclipfer
les Efprits de qui la
Subtilité leur auoit
donné ces lumieres.

Si les chofes font

ainſi, cõme il y a gran-
de apparence, & s'il eſt
bien veritable que les
Choleres brûlées pro-
duiſẽt tant de Merueil-
les, ce n'eſt pas inutile-
ment pour l'Innocence
de ces Filles, que ie
m'employe à faire voir
qu'elles n'en ont aucu-
nes marques ; l'Obie-
&ion d'eſtre Malades
de quelque Eſpece de
Follie, étant la moins
offenſante & la plus
conſiderable de toutes
les accuſations que la

licence du Siecle a
fait contre leur probi-
té; Puisque celle d'vne
Fourbe ne peut tomber
dans l'Esprit d'vne Per-
sonne bien née.

Ie vis hyer vn Sça-
uant Hôme qui croit
que la Cholere Iaune
est elle seule la Cause
des grandes penetra-
tions & des autres ra-
retez que l'on voit dans
ces Maladies ; etant
vray quelle est plus
chaude que n'est pas la
Bile Noire par son pre-

mier Temperament, incomparablement pl⁹ claire, plus liquide & penetrante ; & ainſi mieux conditionnée pour monter à tous momens dans le plus haut Siege de l'Ame, & faire de fortes impreſſions ſur toutes ſes Facultez.

Il etablît la penſée qu'il a deſſus ces Prodiges ſur cet vnique fondement ; comme ſi la Cholere Iaune faiſoit elle ſeule vne Eſpece de ces etranges Maladies plus diuine que les autres, sans qu'il y euſt aucun meſlange de l'Humeur qui eſt plus epaiſſe, à laquelle il n'accorde pas le pouuoir extraordinaire qu'il attribuë à la premiere.

L'Obiection me ſemble fort belle, & il ſeroit à deſirer pour les Filles de Loudun que tous ceux qui les ont veües & qui ſe meſlent d'en juger, euſſent autant

de lumieres que celui
qui la proposée ; Au-
quel ie repons en deux
mots , Que celui de
Melancholie * signifie
également l'vne & l'au-
tre des Choleres , lors
qu'vn Exces de Cha-
leur les a fait changer
de Nature.

Que les * Anciens &
les Modernes qui ont
traitté cette Matiere
auec plus de connes-
sance, mettent indiffe-
remment, tantost l'A-
duction de la Iaune , &

* *Vide Ioan.
Riol. Compend.
Medicin. Sect. de
Humorib. Cap.
de Atra bile.*

* *Vide Pag. 6.
huius Oper. Galen.
verò lib. de Atra
Bil. Fernel. lib.
6. de part. morb.
& sympt. C. 6.*

tantoſt celle de la Noire pour la Cauſe Efficiente de ces Eſpeces de Follie, ſans faire nulle diſtinction des Natures de ces Humeurs; qui conuiennèt en ce poinct de leurs mauuaiſes qualitez , qu'elles font egalement de grans rauages dans le Corps alors qu'elles ſont enflammées.

Que l'Axiome eſt veritable auſſi bien en ce rencontre qu'il le paroiſt par tout al-

lieurs, *Que la Cause qui
agît, employe tous ses Efforts
à faire que son Suiet soit sem-
blable à elle mesme*; Et ainsi que la Chaleur agis-
sant sur les deux Cho-
leres ; soit qu'elle n'en
touche qu'vne , ou
quelle les brûle toutes
deux , elle les embra-
se à la fin , & en fait
vne mesme Cendre, ou
si vous voulez mesme
Sel; Encore que la dif-
ference qui se trouue
entre ces deux Sucs,
rende la Noire plus re-

belle, & plus capable de tenir contre l'opera-tion du Feu, que ne peut estre la Iaune.

Celui-ci est infalli-ble, *Que la coutume de l'Agent, c'est d'imprimer ses qualitez par des degrez dif-ferens, à mesure que les Cho-ses qui en recaiuent les Ef-fets, sont capables de les gar-der, & d'en conseruer les Pas-sions:* Et il est encore aussi vray ce que dit vn * Philosophe qui est adoré des Chymiques, *Que la Vitesse des Mouue-*

* *Artephiu. apud B. Vigener. Tract. de Igne & Sale.*

mens eſt vn *Effet de la Cha-*
leur , qui eſt le premier
Mouuant *entre les choſes*
Elementaires ; Et que ſi
l'on auoit detruit cette
excellente Qualité qui
en eſt la premiere Sour-
ce , l'on verroit que
tout le Monde (au
moins le materiel) tom-
beroit en Paralyſie, &
deuiendroit immobile.

Ie tire cette conſe-
quence de deux Veri-
tez ſi ſenſibles ; Que la
Bile la plus Seche , &
de qui toutes les Par-

ties font plus Compa-
œes & refferrées, (cela
veut dire la Noire , à
qui vn * Grand Perfon-
nage a fait autrefois le
reproche de faire l'O-
piniatreté pour ces mef-
mes conditions) eft in-
finiment plus capable
de produire des rare-
tez par la grande Viua-
cité des Efprits qui s'en
eleuent , que celle-là
qui eft plus claire; Puis
qu'il eft vray que la
premiere reçoit plus
eminemment, & con-

ſerue plus entieres les impreſſions de la Chaleur que ne peut faire la Seconde, qui eſt plus liquide & moins ferme, & ainſi moins Retenãte : Cõme nous voyons qu'vne * Bricque garde la ſienne plus long-tẽps, & dans vn plus haut degré alors qu'elle eſt enflammée, que l'Eau ou quelque autre liqueur ; qui etans toujours ouuertes pour receuoir les Effets de la Cauſe qui les echauf-

fe, le font auſſi egalemēt
pour leur permettre
d'echapper, en laiſſant
perdre les Eſprits, qui
fuyent par la meſme
route de la *Penetrabilité*
qui leur auoit ſerui de
Porte pour s'introdui-
re dans ces Corps.

Peut-eſtre que l'on
me dira, Qu'il y a
grande apparence que
les Eſprits de l'humeur
Noire doiuēt eſtre plus
groſſiers que ceux de
la Bile Iaune, que l'on
met en parallele auec

le feu Elementaire ; cō-
me l'on dit que la Noi-
re eſt collaterale à la
Terre : Et que pour
cette raiſon, il faut croire que c'eſt la Iaune
qui produiſt toutes ces
Merueilles; parce qu'é-
tant égale au Feu, elle
approche dauātage de
la pureté de la *Forme,
qui eſt le Principe d'O-
peration.

   Ces Comparaiſons
forcées, & plus belles
que veritables, ne font
rien contre mes Rai-

* *Vide Fernel.*
lib. 2. de Abdit.
rer. Cauſ. c. 1.

ſons ; Et ie tiens en les
ſuiuant , que plus vn
Corps eſt reſſerré, plus
les Eſprits qui en ſor-
tent ſont épurez de la
Matiere , plus ramaſ-
ſez en eux meſmes, * &
par conſequent plus
Actifs.

Que la violence du
Feu agiſſant contre
vne Bricque , elle tire
des Eſſences de cette
grande Dureté qui eſt
jointe à ſa Secherеſſe,
qui ſont plus pures &
plus minces, en vn mot,

* *Vide Fernel.*
2. *de Abdit. rer.*
Cauſ. Cap. 7.

plus Imperceptibles,
qu'elle n'en pourroit ti-
rer de l'Eau la plus claire du Monde : Et que
les Corps les plus li-
quides ont *le plus de
Decoulement* ; & ainſi
qu'ils ſont incapables
de contenir des Sub-
ſtances qui ſoient ex-
tremement ſubtiles :
Comme nous voyons
que les noſtres conſer-
uent mieux leur cha-
leur, & diſſipent moins
leurs Eſprits durant
les glaces de l'Hyuer

N

qui en refferrent les Pores, que dans les ardeurs de l'Eté qui en ouurent les conduits.

La composition du Cœur nous donne de grandes lumieres pour conneſtre ces Veritez ; lors que nous voyons que le Sang qui eſt encore Naturel , c'eſt à dire fort groſſier , & plein de mille*impuretez , eſt attiré par la Chaleur de cette excellente Partie au trauers d'vne* Chair compa-

** Puta Comparatè ad ſang. Arterioſum.*

** Paries intermedius, vé-*

æe pour en faire l'Eſ-
prit Vital, de qui la
Subtilité depend en
quelque façon de cette
Coulûre admirable,
qui n'a introduit dans
le lieu *où s'en fait la
Preparation, qu'vne Li-
queur tres-epurée; qui
apres le changement
qu'elle a receu dans le
Cœur, eſt portée par
des Canaux qui ſont
plus épais que les Vei-
nes, de qui la ſimple
tiſſure ne pourroit ia-
mais contenir vne Va-

triculos, ſue Sinus vnde-quaque ſejungens, duriſſi-ma Carne conſtat.
Vide cordis Anatomen.

** In ſiniſtro Cordis Sinu.*

N 2

peur si precieuse.

Ainsi la Cholere Se-
che, & qui se ressent
dauantage de cette so-
lidité qui paroist dans
la Terre cuite qui est sa
Collaterale ; est celle-
là qui contient des Es-
prits plus deliez , qui
n'en peuuent estre ti-
rez que par l'Actiuité
du Feu qui sert ici de
Dissoluant , & diuise les
parties de la Masse
d'où ils s'eleuent pour
leur donner des issuës,
& la permission de mõ-

ter iufques dans l'En-
tendement, où fouuent
ils font des Merueilles:
Et celle qui eft la plus
claire, eft bien loin d'en
contenir qui ayent de
la Tenuité, puis qu'il
eft de fon Effence en
qualité de Liqueur,
d'eftre contenuë elle mefme
en des Bornes empruntees.

Ie parle affez claire-
ment pour que l'on
voye que les Raifons
defquelles on fait tant
de fefte, ne font vrayes
qu'en apparence : Et

les Personnes d'Esprit
qui voudront confide-
rer ce que i'ay touché
ici de cette Cause de
Merueilles, auec autāt
d'attention que ses
qualitez le meritent,
conneſtront deux Ve-
ritez qui font égale-
ment fenfibles ; *Qu'il
eſt vray qu'elle eſt capable
de faire de grandes choſes
dans les Corps où elle ſe
trouue; Et qu'il eſt faux en
reuanche, qu'il y en ait en ces
Filles*: Puiſqu'au Iuge-
ment d'vn Grand

Homme, & de l'Ecolle apres lui, * C'eſt faire voir à plain fonds le Non-Eſtre d'vne Cauſe dans quelque ſuiet que ce ſoit, quand on môntre la Nullité des Effets qui la doiuent ſuiure.

Mais outre ces premieres Preuues qui ſont tirées du métier, celle-ci eſt du * Philoſophe de qui le Pere en étoit : & elle me ſemble ſi belle & de ſi grãde authorité dans l'affaire qui ſe preſente, que ie ne croy pas qu'il

* *Qui negat rebus proprias operationes, negat & earum Eſſentias. Auerrho.*

* *Ariſtotel Nicomach. Med. filius.*

y en ait qui puiſſe faire plus d'Impreſſion ſur les Eſprits des Sça- uans , à qui le ſeul nom d'Ariſtote don- nera de l'Inclination à croire ce que nous dirons.

Problemat. ſeſt. 30.

Il propoſe vne *Que- ſtion ſur les differens Effets que produît la force du Vin dãs ceux qui en boiuent auec exces, dont les vns ſont Furieux , & les autres de belle humeur : Et pour la reſoudre plus

nettement, il tire vne
Comparaiſon de ceux
qui ſont deuenus Fous,
de qui les extrauagan-
ces ſont tellement diſ-
ſemblables, que l'on en
voit quelques vns de
qui les Ames * enfu-
mées par la vapeur de
l'humeur Noire, qui
dans leur plus grande
Santé étoit la Maiſtreſ-
ſe des autres dedans
leur Temperament,
n'ont plus que des Vi-
ſions funeſtes : & de
qui l'Eſprit malade ne

** Sicut in pro-
fundis Tene-
bris, pueri ti-
ment, adulti-
que imperiti;
ita etiã atræ
Bilis color, ve-
lut tenebræ,
Rationis locũ
obumbrans, ti-
morem efficit.
Aetius Tetrab.
2. Serm. 2. C.9.
ex Ruſo.*

reſue qu'en des Sepul-
chres, des Morts, des
Gibets, & des Rouës.

Les autres en qui le
Sang étoit le plus vi-
goureux auant ce de-
reglement, & qui ont
paſſé la Ligne dans vn
âge plus gaillard, ſont
les plus contens du
monde dans le trouble
de leur Raiſon : Et s'ils
ont perdu l'vſage de ce
qui fait eſtre les Hom-
mes, c'eſt à dire l'En-
tendement, ils joüiſſét
en recompenſe d'vne

tranquillité d'Esprit,
& d'vne joye interieu-
re qui n'appartiennent
qu'aux Anges.

Apres ce raisonne-
ment digne d'vne Ame
si releuée, encore * que
Campanelle ne le trou-
ue pas à son goust, il
finît par cét Axiome
qui est aussi veritable
que sa Comparaison
est Iuste, *Le Vin et la
Melancholie produisent egalement des Effets qui sont
contraires : Et la grande difference qui se voit dans leurs*

* *Medicinal. l. 6.
C. 3. Part. 2.
Art. 2.*

* *Qualis ne
mirum maxi-
mè olim fue-
rit cuiusque
intenta cogi-
tatio , aut
qualis vitæ
conditio, talis
sese represen-*

*A*ctions vient de la diuersité qui est dans le temperament de chaque particulier dans lequel ces Causes agissent; d'autant qu'elles ne font rien que selon la disposition qui se rencontre dans leurs Suiets: Côme nous voyons que le Soleil desseche les mauuais chemins, & rend la Cire liquide par vn mesme *trait de Feu; bien que ces deux Operations soient directement opposees.

Tout le Monde sçait assez, sans que ie m'ar-

reſte à le dire, que bien
qu'entre les Animaux
chaque Eſpece ſoit tẽ-
perée dedans vn cer-
tain degré que la Sageſ-
ſe de Dieu qui en a ain-
ſi ordonné, a fait appel-
ler de * Iuſtice ; neant-
moins châque Indiuidu
a vn Temperament à
part qui lui eſt particu-
lier ; & quelquefois ſi
éloigné de l'ordinaire
des autres, qu'il ſe ren-
contre des Femmes
qui ont beaucoup plus
de chaleur qu'il ne s'en

* *Tempera-*
mentum ad
Iuſtitiam.

trouue en quelques Hommes.

Ainsi la Melancholie des Possedées de Loudun, seroit d'vne autre Nature que celle de tous les autres que l'on a veu iusques ici, Si malgré la diuersité des Temperamens de ces Filles, qu'il ne faut que voir vne fois pour en iuger la difference, elle produisoit des Effets dedans vne Bilieuse, ou dedans vne Sanguine, qui fussent de

mesme *sorte que ceux
d'vne Melancholique,
ou d'vne autre en qui
le Phlegme seroit le
Maistre des Humeurs.

Ajoustons à cette
Raison, Que la plu-
part des Possedées sont
d'vn Temperament si
Iuste & d'vn Age si vi-
goureux, q'uils ruïnent
les fondemens sur les-
quels nos Incredules
appuyent leurs Me-
lancholies.

Et puis, si ce mauuais
Suc à des Effets si dan-

*Melancho-
lica deliria
multiformia
quidē sut &c.
Aetius loc. cit.
ex Galen.*

* 6. Epidem.

gereux, que c'eſt l'Opi-
nion * d'Hippocrate
que ceux qui en ſont
remplis ont beaucoup
de diſpoſition à deuenir
Epileptiques, Et ceux
qui tombent du Haut-
mal, ſont en danger en
reuanche de deuenir
Melancholiques, pour
la grande Affinité qui
ſe trouue entre les
Cauſes de ces deux
maux differens, qui
participent l'vne &
l'autre d'vne qualité
venimeuſe? D'où vient

que depuis trois ans
que des Filles fort deli-
cates couuent ce *mau-
uais leuain iufqu'à per-
dre le Iugement , elles
fe portent beaucoup
mieux qu'elles ne fai-
foient auparauant, lors
qu'il n'y auoit qu'vne
Forme qui demeuraft
dans leurs Corps , où
elle eftoit fort mal lo-
gée ?

Comment vne mau-
uaife Humeur qui eft
fi contraire * à la vie
ne fait elle aucune Im-

P

preſſion ſur la ſanté de ces Filles? Et par quel priuilege de la Nature ou de la Grace, ſont elles pleines d'vn Poiſon qui ne les infecte pas.

La diuerſité des Effets temoigne celle des Cauſes; ou à tout le moins, des Puiſſances deſquelles ils ſont engendrez : Et c'eſt pour cette Raiſon que ie voudrois bien demander à ceux qui veulent que ces Filles ayent perdu le Iugement par les exces de cette Humeur, s'ils ont remarqué quelquefois celle des Hypochondriaques ? Ie m'asseure qu'ils auoüeront que rien ne les fasche si fort, que de leur dire qu'ils font trompez, & qu'ils ne font pas ce qu'ils penfent.

Ceux qui n'ont pas fait cette epreuue, la peuuent faire en fe joüant dans le Faux-bourg de Saint Germain ; où ils verront que ces Messieurs qui racontent les Histoires

de leurs belles Meta-
morphoſes, ſe mettent
en des furies lors que
l'on fait quelque mine
de ne pas croire ce
qu'ils diſent autant
qu'ils le croyent eux-
meſmes.

Cela eſt fort ordinai-
re, Qu'ils ne demor-
dent iamais de leurs
premieres Opinions
depuis qu'ils en ſont
coiffez; & encore d'au-
tre coſté, Qu'ils ſe faſ-
chent cruellement ſi
quelqu'vn les contre-

dit dans leurs Imaginations : bien qu'elles ſoient ſi ridicules, qu'il y auroit plus de plaiſir dans les petites Maiſons que dans l'Hoſtel de Bourgongne , s'il n'y auoit plus de ſujet d'y prendre de la pitié que du diuertiſſement.

Et ſans mentî ces Veritez, *De la Conſtâce de leurs penſees, & de l'Inclination qu'ils ont à ſe faſcher facilement* , ne ſont pas ſans fondemens dans la Science Naturelle :

* Τὸ ἑδραῖον
ᾧ βέβαιον
ἐν τῇ ψυχῇ,
διὰ τ͂ Με-
λαγχολικὸν
χυμόν ἐςι.
*Galen. in lib. de
Nat. Hum.*

Puis que * *l'Opiniatre-
té eſt vn Effet tres-ſenſible de
l'extreme Sechereſſe de l'Humeur dont nous parlons,*
(comme l'on voit que
la Memoire qui conſer-
ue les Eſpeces què la
Phantaſie a receuës,
le fait par le moyen du
Sec ;) *Et la grande facili-
té à prendre Feu à tous
momens , celui de l'Inflam-
mation qui eſt dans la meſme
Matiere.*

Au contraire , ces
bonne Filles, (que l'on
dit qui font des Mer-

ueilles par vne Puiſſan-
ce inconnue de la ſeule Imagination, qui etant pleine de
Demons , taſche de faire des
choſes de qui iuſtifient ſa pen-
ſee , & repondent par leurs
Prodiges à ſes mauuai-
ſes Apparitions ;) ne ſont
iamais ſi Furieuſes
dans les Rages de
leurs Acces, que lors
que les Exorciſtes les
traittent de Poſſedées.

C'eſt à l'heure que leur
Genie, i'entens l'Extra-
ordinaire, & celui qui
tient en elles la qualité

d'Affiftant , fait des
mouuemés plus etran-
ges, & des Blafphemes
plus horribles : Et le
moyen de l'adoucir, &
d'appaifer ces tempe-
ftes qui donnent iuf-
que dans le Ciel ; c'eft
de parler à ces Efprits
comme à des Hoftes
de la Terre, & temoi-
gner par fes geftes que
l'on ne croit point de
Diables dans ces mife-
rables Corps.

Cela eft fi veritable,
& la Confequence en

eſt ſi claire , que i'ay
trop bonne opinion de
ceux qui liront ceci,
pour croire qu'ils ayent
beſoin que i'en face la
Reduction ; qui rend
les Hypochōdriaques,
& les Filles de Lou-
dun, ſi differens les vns
des autres en ce qui
touche leurs Effets, &
les Puiſſances qui les
produiſent·

Le temps ſera mieux
employé à faire ce Rai-
ſonnement fondé ſur
l'Experience ; Qu'en-

tre les Melácholiques,
l'on n'a point oüy par-
ler qu'il y en euſt,ëu aucun qui vo uluſt ſe fai-
re du mal par des Cau-
ſes exterieures , pour
perſuader aux Hom-
mes qu'il fuſt verita-
blement ce qu'il s'étoit
imaginé.

Pour moy , i'ay tou-
jours oüy dire , & i'ay
leu en quelque* lieu,
Que ceux qui penſoiët
eſtre de Verre,euitoiët
ſoigneuſement le ren-
contre des Paſſans &

** Vide Laurent.*
Tractat.de-Morb.
Melanchol. C. 6.

toutes les choſes ſoli-
des , de peur qu'ils ne
fuſſent caſſez.

Que ceux qui croyoiét
eſtre de Beure , ne
voyoiét iamais le Feu
qu'auec des cris épou-
uentables : Et celui de
Galien * que M. D.
nous rapporte , qui s'i-
maginoit eſtre vn
Cocq, faiſoit bien quel-
ques Actions de cet
Oyſeau domeſtique,
puis qu'il étendoit ſes
Bras à l'Imitation de
ſes Aiſles , qu'il chan-

* 3 *de loc. affect.*

toit, & fuiuoit les Poul-
les : Mais il ne fe per-
choit point en des lieux
haut-eleuez pour en
defcendre en volant,
comme fait cet Ani-
mal ; Et bien qu'il fuſt
Extrauagant dans vne
opinion ſi badine , ce-
pendant il ne faiſoit
rien qui luy peuſt ha-
zarder la vie.

L'Humeur de nos
Poſſedées feroit donc
bien particuliere , &
beaucoup plus approche
chante de la Rage des

Phrenetiques que de l'Hypochondriaque; si en suite de la Pensée d'auoir des Diables dans le Corps, elles se donnoient des* Coups de leur propre mouuement, en des endroits si dangereux : Et il faudroit que la Follie de la Mere Superieure eust des charmes bien puissans, & que sa Melancholie eust jetté des vapeurs bien noires autour des yeux de tant de Monde, pour

** Puta de vulneribus, quæ Dæmonü exitum è IO-ANNA DE BER-CIEL, Nobiliss. Virgine, in antica Thoracis parte indicârunt.*

que l'on ne s'apper-
ceuſt point en y regar-
dant de ſi pres , qu'elle
ſe bleſſoit elle-meſme
pour tromper les Aſſi-
ſtans, & faire de faux
miracles en faueur de
ſa Religion.

Il y a tant d'Antipa-
thie entre les deux
qualitez du Tempera-
ment des Femmes, &
l'Embraſemẽt des En-
trailles qui produît la
Melancholie ; Et nous
auons ſi peu de Mar-
ques d'aucunes des

Maladies qui viennēt de ſa corruption, qu'il faudroit que nous fuſſions des Aueugles volontaires, ou que nous euſſions fait vœu de n'eſtre pas Raiſonnables, pour croire ſans fondement *Que des Perſonnes bien ſaines au Iugement de tous les ſens, ont les * maux les plus dangereux qui puiſsent attaquer la Vie.*

En effet, cette Merueille ſeroit encore plus étrange que ne

Αἱ παραφροσύναι αἱ μὲν μετὰ γέλωτος γινόμεναι ἀσφαλέςεραι; αἱ δὲ μετὰ σπȣδῆς ἐπισφαλεραι. *Hippoc. Aph. 6. l. 3.*

* *Hypochon-*
driaci sæpe
nauseabundi,
vomentes, as-
sumpta male
concoquentes -
in Febres He,
ĉticæ non ab-
similes inci-
dentes, Tabi-
di moriuntur.
Sennert. Pra-
ĉic. med. l. 3.
Part. 5. seĉt. 1.
Cap. 5.

* *Mares equi-*
dèm quàm fæ-
minæ facilius
hoc morbo
corripiuntur,
cùm Fœminæ
humidiores
sint, & cum
mensibus sæpè
praui humores
euacuentur.
Idem Ibidem.

sont toutes les autres que l'on a veuës à Loudun, *Si dans cette inegalité d'Ages, de Constitutions, & de Ressemblãces du Corps, l'on voyoit en mesme temps & dedans vn mesme lieu, ce nombre* d Hypochondriaques *qui se portent le mieux du Monde, & resuent sur la mesme chose; Principalement d'ũ Sexe* qui n'y a point d'inclination, en comparaison des Hommes:* Outre que ces Maladies ne font pas de l'ordre de celles de qui les malignitez peu-

uent eſtre communi-
quées, & paſſer de l'v-
ne à l'autre par la ſeule
frequentation.

Les Femmes ont cet
auantage, de ſe defaire
fort ſouuent des Super
fluitez terreſtres qui
croupiſſent dans les
Vaiſſeaux : qui étans
long - temps retenuës,
pourroient ſeruir en ſe
gaſtant de Cauſe ma-
terielle à l'Humeur
Melancholique (c'eſt
pourquoy les * Dieux
de l'Ecole diſent que

* Hippocrat. &
Galenus ad x.

R

generalemēt elles sont
plus saines que nous :)
Et puis qu'il est verita
ble que ce bien-fait de
la Nature n'a pas esté
denié à des Filles si bien
nées, & que toutes
choses concourent à les
absoudre de Follie ; Il
faut cercher vne autre
Cause des Effets pro-
digieux qui se remar-
quent en elles, que * la
Raison nous empesche
d'attribuer à aucũ mal
qui ait son siege dans

In rebus difficilibus & occultis, responsiones magis ab inconuenientibus remotæ, & magis sensatis, ac rationibus cōsonæ, sunt magis recipiendæ quam oppositæ rationes. Pomponat. de incantationib. c. 9.

le Corps, ou son princi-
pe dedans l'Ame.

FIN.

QVOD DEVS OPT.
max. benè vortat.

I. I. P. M. D. M. Reg.

IVLIODVNENSIS HISTORIÆ
Critirium secundum.

CVM *multa sunt quæ merum En-
theatum in caussa loquũtur, tùm ni-
hil æquè atque assiduæ illæ iactatio-
nes, & dirissimi labores illæsa sanitate toties*

exanthlati, quibus impunè obeundis ne cor-
nea quidem Corpora sufficiant. Atenim ne
in tenellulis & miserandis Virginibus, vel
hoc vno indicio θῆλυ illud τὶ sese prodit, sed
imprimis, in Ἀμούσαις & Ἀπαιδεύτοις, rerum ab vsu muliebri longissimè dissitarum
veluti mentibus inspirata scientiâ. Enimuerò
generis & animi nobilitate insignes, IOAN-
NA DE BELCIEL, ET CLARA
DE SAZILLY (quisquis tandem sit ille
Geniusqui eis pro Anima est) ex ipsis animo-
rum penetralibus eruunt arcana multa, &
occulta; & Graecè ad voces quasdam purè me-
dicas intellegunt, quas è Classe litteratorum
soli callent Philiatri. Vidimus CLARAM
è Perinaeo tanquã ex Hemicyclo sedentem, &
internis femorũ inguinumque partibus humo
adplicatissimã, quasi tota illa Corporis moles
quae ab vtroque Ischio ad pedes vsque pro-
tenditur, nullis Neruorum aut Ossium com-
pagibus adnexa, merus foret Musculus, aut
mera caro. A pede ad pedem, in noua ista
desidendi ratione palmi erant decem integerri-
mi, totius corporis longitudine duobus am-
pliores. Plinianum est quod sequitur; Est ta-

men Iuliodunẽſe. Crede, bona Poſteritas; nec
enim is ſum qui meo diſpendio, & tuo, falli
velim, & fallere. Tanti facio Veritatem
quanti Religionem, à qua vel latum vnguem
aberrare piaculũ eſt. Audiuiſti aliquando de
Εγγαϲθρομύθοις illis, ſeu Ventriloquis? Et hîc
in plebeia FRANCISCA FILATRE-
AV, Tenebriones quidã efferi, Et loquaces
Spirit⁹, de linguæ virginæ, monarchia decertã-
tes ἀσλώϲϲι ipſi (cõſtricto ſcilicet à Puellæ dẽ-
tibus locutionis Organo) alter alteri, vocibus
inficetis, Eodem tractu temporis, inſulſe con-
uitiãtur: & in imis fauciũ repagulis, cruentã
ferarum in ſpelæis dimicantiũ hiſtoriã inſano
murmure repræſentant. Quis non miretur in
ELISABETHA BLANCHARD,
leues iſtos qui fuerè, & Apotheoſi materiæ
poſthumâ tunc Deus ſunt, panes azymos;
inter tot gyros, ſubſultus, riſus, luſus, ëuros,
manias, atque poppyſmata, ſicciſſimo labro,
mòx dentibus imò denti, margine tenuiſſimo
toties illapſos adhærere? Quis non ſubſiliens
modò ſupercilium, ad vocem imperantis, cui
κατὰ προαίρεσιν; modò tripudians Hypo-
chondrium? Atenim inſolentes iſti motus &

*multis alijs ex Entheata D. Vrsulæ familia,
præsertìm AGNETI illi eximiæ, fami-
liares.*

*En tibi prodo (quisque es) portentosos
effectus, quos, & his oculis, & manibus
(sine fastu dicam) oculatissimis, ipsissimus ego
hac altera vice deprehendi. Tu, qui Natura-
lis Philosophiæ Corculũ es, inspicito, silubet,
& rimare sedulò, num ab aliqua caussa ex
censu Physicarum. Ego in his cæcutio.
Bene habe. Iulioduni Pictonũ die Septemb.
decima octaua, M. DC. XXXIV.*

Tantùm Relligio potuit suadere malorum?

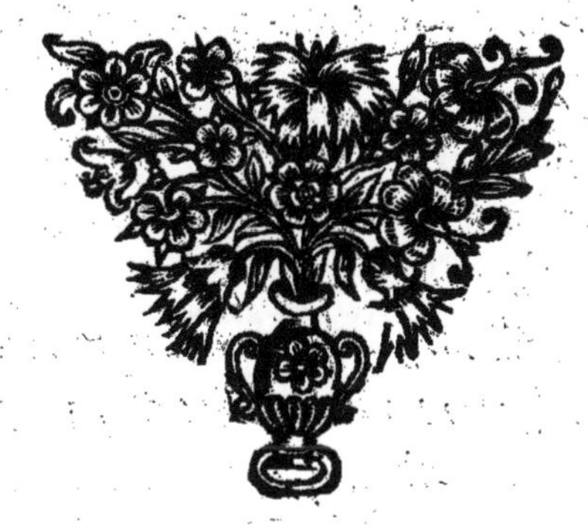

L'IMPRIMEVR
au Lecteur.

SI Mr. D. L. M. euſt ëu la commodité de demeurer ſur les lieux pendant que l'on faiſoit ceci, ie n'aurois pas le deplaiſir d'y voir ces petites fautes. Il n'y a plus qu'vn remede, qui depend de voſtre bonté, & des re - marques qui ſuiuent.

Page 27. à la marge pour *idiopathicè*, liſez *protopathicè*.

Page 30. à la marge, où il y a ainſi, *intemperie idiopathica*, entendez, *quæ in iſta melancholiæ ſpecie, & tantùm, & primario, in cerebri ſubſtantia locum habet.*

Page 34. ligne 2. *elle y laiſſe*, liſez, *elle y imprime.*

Page 39. ligne 2. *ridicules*, liſez, *des plus foibles.*

Page 43. ligne 7. *actiueté*, liſez, *apres, Ie veux dire, de la durée de leur Cauſe Materielle.*

Pag. 48. lig. 6. *Imaginaire*, liſez, *Vſurpée.*

Page 60. ligne 9. *intelligible*, liſez, *intelligente.*

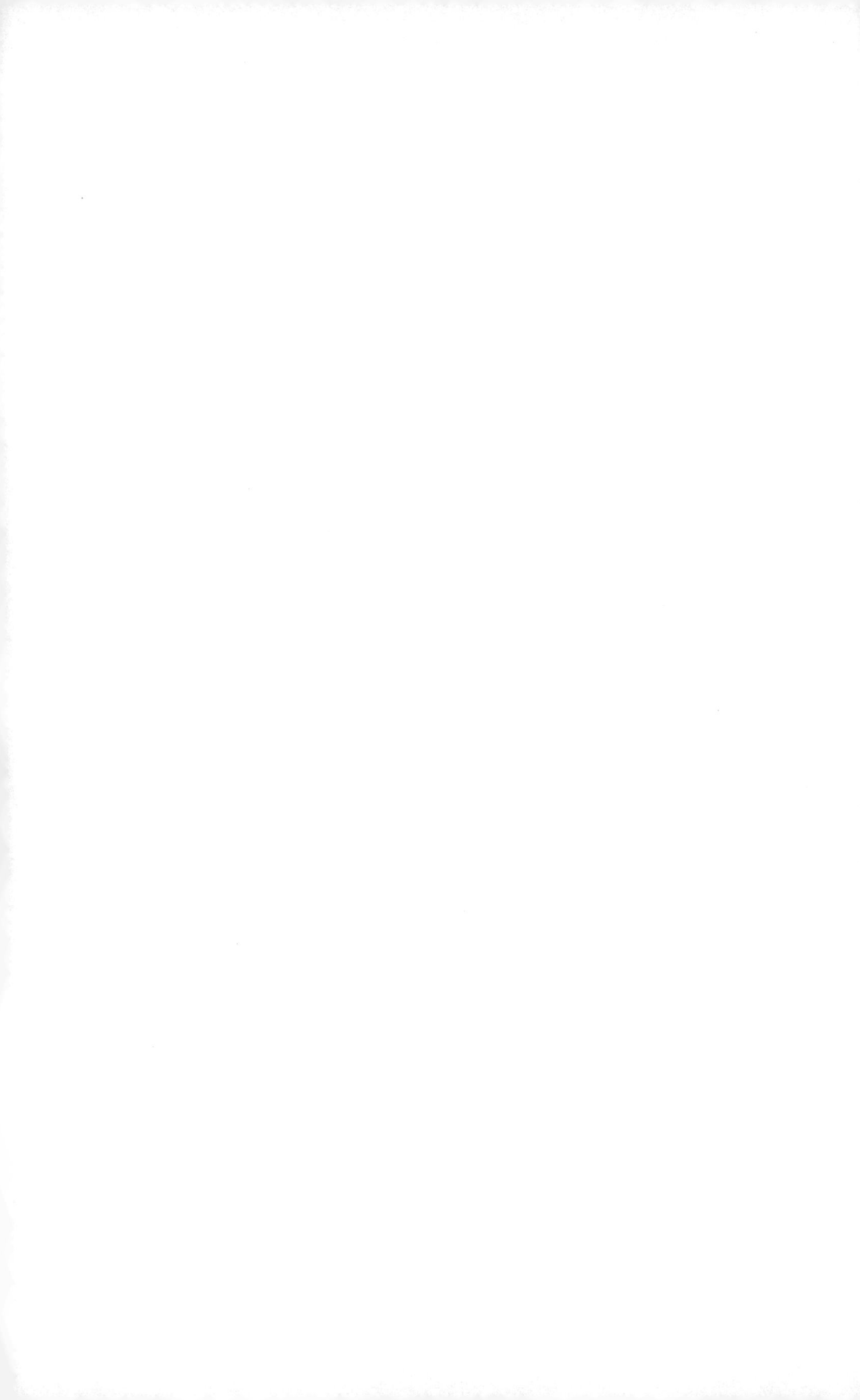